AF119054

BEI GRIN MACHT SICH IHR WISSEN BEZAHLT

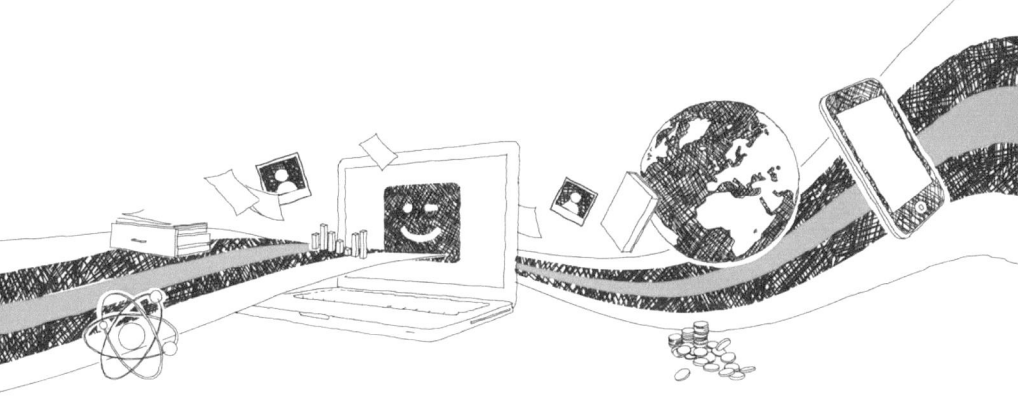

- Wir veröffentlichen Ihre Hausarbeit,
  Bachelor- und Masterarbeit

- Ihr eigenes eBook und Buch -
  weltweit in allen wichtigen Shops

- Verdienen Sie an jedem Verkauf

Jetzt bei www.GRIN.com hochladen
und kostenlos publizieren

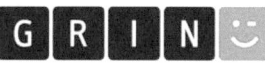

Bibliografische Information der Deutschen Nationalbibliothek:

Die Deutsche Bibliothek verzeichnet diese Publikation in der Deutschen National-
bibliografie; detaillierte bibliografische Daten sind im Internet über http://dnb.d-
nb.de/ abrufbar.

Impressum:

Copyright © 2015 GRIN Verlag, Open Publishing GmbH
Druck und Bindung: Books on Demand GmbH, Norderstedt Germany
ISBN: 978-3-668-14054-7

Dieses Buch bei GRIN:

http://www.grin.com/de/e-book/314648/clinical-reasoning-betreuung-demenziell-
erkrankter-menschen-unter-beruecksichtigung

Andrea Schöngruber

Clinical Reasoning. Betreuung demenziell erkrankter Menschen unter Berücksichtigung des Konzepts „Silviahemmet"

GRIN Verlag

GRIN - Your knowledge has value

Der GRIN Verlag publiziert seit 1998 wissenschaftliche Arbeiten von Studenten, Hochschullehrern und anderen Akademikern als eBook und gedrucktes Buch. Die Verlagswebsite www.grin.com ist die ideale Plattform zur Veröffentlichung von Hausarbeiten, Abschlussarbeiten, wissenschaftlichen Aufsätzen, Dissertationen und Fachbüchern.

Besuchen Sie uns im Internet:

http://www.grin.com/

http://www.facebook.com/grincom

http://www.twitter.com/grin_com

Fachbereich Gesundheit

Studiengang Gesundheit und Management für Gesundheitsberufe (B.sc.)

Clinical Reasoning:
Betreuung demenziell erkrankter Menschen unter Berücksichtigung des Konzepts „Silviahemmet"

Projektarbeit

Andrea Schöngruber

Semester: WS 2014/2015

23.02.2015

Gliederung

1. Hinführung zum Thema

Die Weltgesundheitsorganisation (WHO) schätzt die Anzahl der an Störungen des zentralen Nervensystems leidenden Menschen aktuell auf mehr als eine Milliarde weltweit. Zu derartigen Erkrankungen zählt unter anderem die Demenzerkrankung, welche nicht nur für Betroffene und deren Angehörige sehr belastend ist, sondern in der Häufigkeit ihres Auftretens auch dem Gesundheitssystem enorme Kosten verursacht. Schätzungen der WHO zufolge, wird sich die Anzahl der Demenzerkrankungen im europäischen Raum, bis zum Jahr 2050 fast verdoppeln, wie die nachfolgende Grafik veranschaulicht (WHO © Statista, 2015).
http://de.statista.com/statistik/daten/studie/256201/umfrage/anzahl-der-demenz-kranken-weltweit-nach-kontinenten/

Anzahl der Demenz-Kranken weltweit nach Kontinenten im Jahr 2010 und Prognosen für 2030 und 2050 (in Millionen)

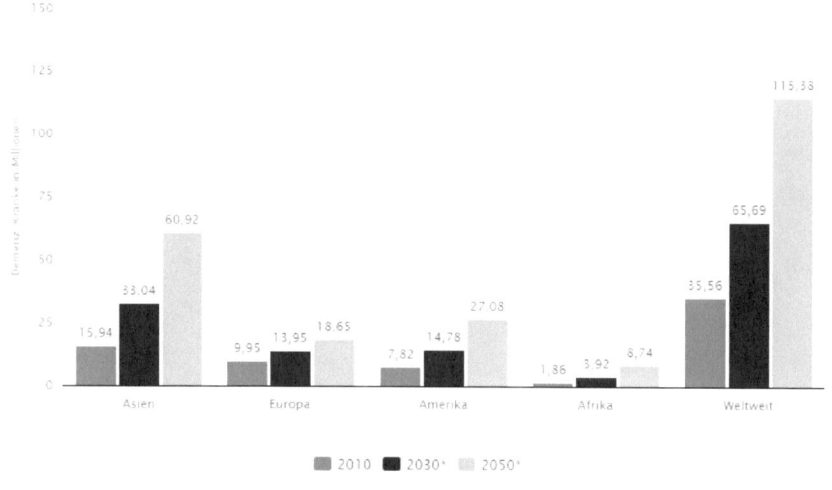

Aufgrund der sozialen, ökonomischen und ethischen Relevanz dieser Thematik, welche sich aus dem Leidensdruck der Betroffenen einerseits und den nicht unerheblichen Kosten, die sich unter anderem durch Krankenhausaufenthalte, Arbeitsausfälle und Betreuung andererseits ergeben, ist die Erforschung dieser Erkrankung auch zukünftig erforderlich, gleichwohl die Humangenomforschung in den vergangenen Jahren bereits neue Erkenntnisse und Therapiemöglichkeiten eröffnen konnte.[2]

In diesem Zusammenhang stellt sich die gesundheitlich-ökonomisch wichtige Frage, welche Therapiemöglichkeiten zum jetzigen Zeitpunkt existieren und welche präventiven Maßnahmen den Ausbruch der Krankheit Demenz in Zukunft verzögern oder das Leiden der Betroffenen mindern können.

Einen interessanten Ansatz zur Beantwortung dieser Fragestellung stellt das Konzept „Silviahammet" dar, welches 1996 auf Initiative der Königin Silvia von Schweden, entwickelt wurde.[3]

2. Aktueller Forschungsstand die Betreuung demenziell erkrankter Menschen betreffend

2.1 Die Demenz-Erkrankung

„Demenz beschreibt ein psychopathologisches Symptombild, unter welchem Einbußen von Gedächtnisleistungen, Einschränkungen intellektueller Fähigkeiten, Auftreten emotionaler Störungen, Persönlichkeitsveränderungen, nachlassende körperliche Fähigkeiten und körperlicher Abbau ohne ausgeprägte Bewusstseinstrübung zusammengefasst werden" (Altenpflege in Ausbildung und Praxis, Köther und Gnamm, 2000). Die Demenzerkrankung beginnt meist schleichend und kann Schwankungen unterliegen. Während einzelne Symptome in der Anfangsphase noch therapeutisch beeinflusst werden können, führt die Krankheit im fortgeschrittenen Stadion zur pflegerischen Abhängigkeit und gilt als häufigster Grund für den Einzug ins Pflegeheim. Derzeitige therapeutische Maßnahmen ergeben sich aus dem Einsatz von entsprechenden Medikamenten, der Vermeidung von Komplikationen und Begleiterkrankungen, psychologische Hilfen, Gehirntraining in den Anfangsphasen, Bewegungstherapie und der Unterstützung der Angehörigen.[4]

2.2 Das Betreuungskonzept „Silviahemmet"

Silviahemmet ist ein palliatives Pflegekonzept zur Begleitung und Betreuung demenziell erkrankter Menschen, mit dem ausdrücklichem Ziel, Angehörige, Fachpersonal, Entscheidungsträger und Begleiter zu befähigen, „ihren Beitrag zu leisten, dass die lange Reise des demenziell erkrankten Menschen sicher u und ruhig verlaufen kann" (Quelle: Maltester e.V. - http://bit.ly/1zYpXOM). Dies geschieht in der Praxis unter dem Leitbild nichtmedikamentöse Therapieformen den medikamentösen vorzuziehen. Die wesentlichen Ziele dabei sind das Fortschreiten der demenziellen Erkrankung zu verlangsamen, Symptome zu lindern, das Wohlbefinden von Erkrankten und Angehörigen zu verbessern sowie die Fähigkeiten der Patienten zu fördern. In der konkreten

Umsetzung sollen diese Ziele durch unterschiedliche Maßnahmen wie Alltagserleichterung mithilfe spezieller Raumkonzepte und Farbgebung (die Farbe Rot spielt hier zur Unterstützung der Orientierung eine große Rolle), Zuhilfenahme technischer Hilfsmittel, Unterstützung durch Musiktherapie, Umsetzung routinierter Tätigkeiten, gesellschaftliches Miteinander, Bewegungstherapie und Einzel- und Gruppentherapie erreicht werden.[5]

Die nachfolgende Abbildung veranschaulicht die Philosophie des Konzeptes, welches auf vier Säulen aufbaut.

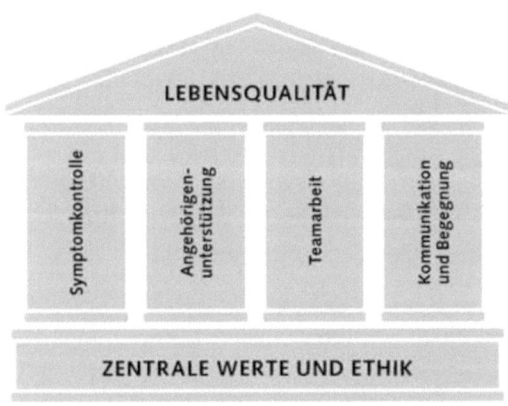

Image: © Malteser Hilfsdienst e.V.
http://www.malteser-demenzkompetenz.de/
fileadmin/_processed_/
csm_vier_saeulen_c31dbcb797.jpg

3. Clinical Reasoning

3.1 Fallbeispiel und Angaben zur Person

Bei der für dieses Fallbeispiel im Rahmen des Clinical Reasoning ausgewählten Patientin handelt es sich um die 86 jährige Frau M. Bei Frau M. wurde, gemäß den Vorgaben der Deutschen Alzheimer Gesellschaft, welche die Prüfung von kognitiven Fähigkeiten, eine gründliche körperliche Untersuchung zum Ausschluss anderer Krankheiten, ein Röntgen-Computertomogramm (CT) oder ein Kernspintresonanz-Tomogramm (MR) und die Auswertung der Laborbefunde beinhalten[6], vaskuläre Demenz im frühen Stadion diagnostiziert. Da Frau M. unter keinen körperlichen Beeinträchtigungen leidet, lebt sie unter Beaufsichtigung der Angehörigen zu Hause. Zur Entlastung der Angehörigen und Verbesserung des Wohlbefindens der Patientin, durch Förderung sozialer Kontakte und auf ihre Persönlichkeit abgestimmter Beschäftigungsmaßnahmen, besucht Frau M. zweimal wöchentlich eine Tagespflege, welche nach dem Konzept von Silviahemmet geleitet wird. Biografie-orientiertes Arbeiten, zu dem die Auswahl von Beschäftigungsalternativen, welche auf die Persönlichkeit der Patientin abgestimmt sind, sowie die Berücksichtigung individueller Schicksalsschläge zur Aufarbeitung dieser, sind elementare Bestandteile dieses Pflegekonzeptes. Um einen strukturierten Tagesablauf für Frau M. sicherzustellen und die Entlastung der Angehörigen weiter zu fördern, wird als langfristiges Ziel der Besuch der Tagespflege fünfmal pro Woche angestrebt. Die Dauer der Zielerreichung ist stark abhängig von der individuellen Situation und kann je nach Eingewöhnungszeit vier Wochen bis zwölf Monate betragen.

3.2 Pre-Assesment

Durch die Teilnahme an der nach dem Konzept von Silviahemmet durchgeführten Tagespflege können erfahrungsgemäß eine Verbesserung der allgemeinen Lebensqualität, die Optimierung des Tag-/Nachtrhythmus sowie die Verbesserung motorischer Fähigkeiten erwartet werden. Aus der Diagnose ist ersichtlich, dass es sich bei der Erkrankung der Patientin um das frühe Stadion der Demenz handelt, woraus geschlossen werden kann, dass das Kurzzeitgedächtnis betroffen ist, die Aufmerksamkeit der Patientin eingeschränkt ist und nicht mehr mehrere Aufgaben gleichzeitig bewältigt werden können. Zudem kann davon ausgegangen werden, dass Frau M. in diesem Stadion Schwierigkeiten bei der Verrichtung alltäglicher Tätigkeiten hat und in diesem Bereich unterstützt werden muss. Dies erfolgt in der Praxis zum Beispiel durch das gemeinsame Einnehmen von Mahlzeiten, welche vorher in der Gruppe zubereitet werden. Zur Auswahl geeigneter Beschäftigungsalternativen ist es erforderlich die Biografie der Patientin zu kennen, auf deren Grundlage entsprechende Maßnahmen wie die Durchführung von Musik- oder Maltherapien durchgeführt werden. Wichtig dabei ist stets, dass sich die Auswahl der Beschäftigung an den persönlichen Interessen der Erkrankten orientiert. Zudem ist bei der Patientin darauf zu achten, dass sie genügend Zeit für die Erledigung der Aufgaben im Rahmen der Beschäftigung und niemals mehrere Aufgaben gleichzeitig gestellt bekommt.

3.3 Cue Acquisition

Im Rahmen der Cue Acquisition gewinnt der Betreuer detaillierte Informationen über die Möglichkeiten der Partizipation, die psychische Situation und soziale Kontextfaktoren des Patienten. Nach dem beschrieben Pflegekonzept erfolgt dies vor allem durch persönliche Gespräche, Beobachtung des Patienten bei seinen Tätigkeiten innerhalb der Tagesbeschäftigung und gezielte Beschäftigung mit seiner persönlichen Lebensgeschichte. Im Falle von Frau M. geht aus den Gesprächen hervor, dass die Patientin ein sehr familiärer und aufgeschlossener Mensch ist. Zudem hat sie in ihrer Freizeit gerne gemalt und viel gelesen. Diese Interessen werden im Beschäftigungsangebot der Tageseinrichtung gezielt gefördert. Aus ihrem Verhalten innerhalb der Gruppe und im Umgang mit den anderen Patienten, lässt sich feststellen, dass sich die Patientin in der Tageseinrichtung sehr wohlfühlt und keinerlei Probleme bei der Integration aufweist, wodurch eine integrierte Teilnahme an Gruppenaktivitäten unter Ausschluss von Konfliktpotenzial erwartet werdet werden kann.

3.4 Hypothese

Nach der ersten Einschätzung der Patientin und gründlichen Beschäftigung mit ihrer Biografie, lässt sich vermuten, dass der Krankheitsverlauf durch den Besuch der Tageseinrichtung hinausgezögert werden kann. Dies kann erwartungsgemäß durch die Förderung kognitiver Fähigkeiten, zum Beispiel durch Maltherapie oder Lesestunden, erreicht werden. Unterschiedliche Spiele wie zum Beispiel Memory oder Basteltätigkeiten zur Optimierung der motorischen Fähigkeiten können diesen Effekt ebenfalls positiv verstärken. Ferner lässt sich vermutlich die Verbesserung ihrer allgemeinen Lebensqualität durch die Organisation eines strukturierten Tagesablaufes und die Förderung sozialer Kompetenzen durch Gruppenbeschäftigungen erreichen.

3.5. Cue Interpretation

Im weiteren Verlauf werden die zuvor definierten Hypothesen in der Praxis überprüft. Dies geschieht in Form einer Umfangreichen Dokumentation der mit Frau M. durchgeführten Beschäftigungen und ihrer unterschiedlichen Tagesformen. Zudem soll durch Gespräche mit Angehörigen festgestellt werden, welchen Einfluss die in der tagespflege durchgeführten Beschäftigungen auf ihre täglichen Gewohnheiten zu Hause haben. Im Falle der Patientin geht hervor, dass sie sich in der Silviahemmet-Tagespflege sehr wohl fühlt und die Einrichtung gerne besucht. Hierdurch lässt sich Schlussfolgern, dass die Anzahl der wöchentlichen Aufenthalte kontinuierlich gesteigert werden kann, bis das Ziel erreicht wurde, dass Frau M. fünfmal pro Woche an der Beschäftigung teilnimmt.

3.6 Evaluation der Hypothesen

Aus der Beschäftigung mit Frau M. und den persönlichen Gesprächen geht hervor, dass ihr sowohl das Malen als auch Aktivitäten in der Gruppe großen

Spaß und Freude bereiten und dadurch die Verbesserung ihrer Lebensqualität erreicht werden kann. Bei der ärztlichen Untersuchung konnte seit dem Aufenthalt in der Tagespflege keine Verschlechterung ihres Zustandes erkannt werden. Daher wird eine Fortführung der beschriebenen Maßnahmen für Frau M. fociert.

4. Diskussion

Obwohl in den vergangen Jahren, wie eingangs erwähnt, allerhand Erkenntnisse über die Krankheit Demenz gewonnen werden und vielversprechende Therapiemöglichkeiten entwickelt werden konnten, ist die Krankheit nach heutigem Forschungsstand bisher nicht heilbar. Neben der Erforschung der Krankheit darf aber auch die Unterstützung der Angehörigen demenziell erkrankter Menschen nicht in den Hintergrund geraten. In der Praxis trifft man sehr häufig auf verzweifelte Angehörige, die ratlos und überfordert mit der Situation sind, da die Krankheit auch für sie eine enorme psychische Belastung darstellt. Aus Gesprächen mit Angehörigen geht hervor, dass fehlendes Verständnis für die Beeinträchtigung demenziell erkrankter Menschen und emotionale Überforderung oft die Hauptursachen für Schwierigkeiten bei der Bewältigung des Alltags sind. Außerstehenden fehlt meist das notwendige Einfühlungsvermögen um sich in die Lage des Erkrankten hineinzuversetzen und natürlich auch die Fachkompetenz, die in Pflegeeinrichtungen vorhanden ist. Tagesbetreuungen nach Silviahemmet können Abhilfe schaffen, indem sie Angehörige entlasten und die vorhandenen Kompetenzen Erkrankter fördern. Dadurch eröffnet sich die Möglichkeit einen eventuellen Einzug in ein Pflegeheim, welcher nicht nur für Angehörige einen schwierigen Schritt darstellt, sondern auch zumeist zur Verschlimmerung der Demenz führt, zeitlich hinauszuzögern.

5. Ausblick

Im November 2014 wurde der Start einer der größten deutschen Gesundheitsstudien bekannt gegeben. Dabei sollen 200.000 an Volkskrankheiten leidende Menschen, worunter auch die Erkrankung an Demenz hinzu zurechnen ist, für einen Zeitraum von 20 Jahren begleitet werden. Ziel der Langzeitstudie ist die Erforschung der Einflüsse von genetischen Faktoren, Umweltbedingungen, des sozialen Umfeld und Lebensstils auf die Entstehung derartiger Krankheiten.[7]

Literatur-/Internetquellenverzeichnis

[1] Bundesministerium für Bildung und Forschung: Nervensystem und Psyche

http://www.bmbf.de/de/1164.php?hilite=demenz, Abs. 1 „Seelische Leiden besser verstehen"

[2] Bundesministerium für Bildung und Forschung: Nervensystem und Psyche

http://www.bmbf.de/de/1164.php?hilite=demenz, Abs. 3 „Neue Einblicke"

[3] Malteser Hilfsdienst e.V.: http://bit.ly/1zYpXOM

[4] vgl. Köther und Gnamm 2000, S. 513ff

[5] Malteser Hilfsdienst e.V.: http://bit.ly/1zYpXOM

[6] vgl. Köther und Gnamm 2000, S. 514

[7] Bundesministerium für Bildung und Forschung: Meldungen

http://www.bmbf.de/de/25181.php?hilite=demenz

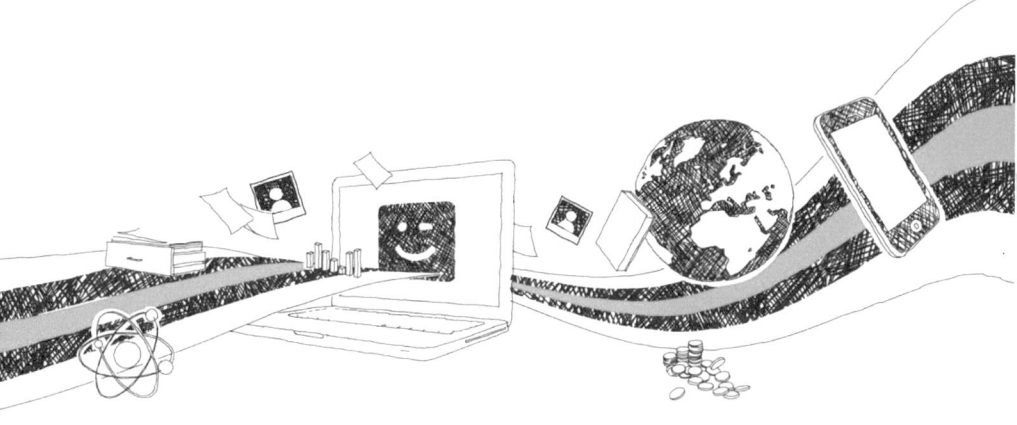